DOCTRINE DES ANCIENS

SUR

LES PLAIES DE TÊTE,

EXTRAITE DES LIVRES D'HIPPOCRATE.

DE L'IMPRIMERIE DE DIDOT JEUNE,
Imprimeur de la Faculté de Médecine de Paris.

DOCTRINE DES ANCIENS

SUR

LES PLAIES DE TÊTE,

EXTRAITE DES LIVRES D'HIPPOCRATE.

PAR CLAUDE-MICHEL JOLIET,

Docteur en Chirurgie, et Membre de la Société de Médecine pratique de Paris.

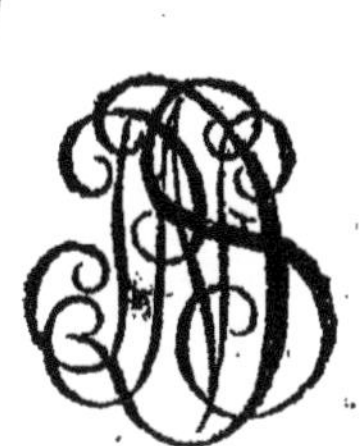

A PARIS,

Chez L'AUTEUR, rue de la Roquette, n.º 32.

——————

1811.

AVANT-PROPOS.

CET ouvrage est la traduction littérale du Traité des plaies de tête d'*Hippocrate*, faite sur la version latine de *Paaw*. J'ai seulement changé l'ordre des matières pour leur donner plus d'ensemble ; j'ai réuni enfin dans cette traduction tout ce que la lecture des Œuvres d'*Hippocrate* a pu me fournir de relatif aux plaies de tête. Pour les citations, j'ai suivi *Cornarius*, édition de Vicence, 1616.

LIVRES D'HIPPOCRATE

CITÉS DANS CET OUVRAGE.

1. Le Traité des Plaies de tête en entier.

2. Le Livre des Plaies, n.ᵒˢ 1, 4, 5.

3. Le Livre des lieux dans l'homme, n.ᵒˢ 5, 10, 43, 44.

4. Les Maladies, livre 1, n.ᵒˢ 3, 5.

5. Les Aphorismes, §.5, n.ᵒˢ 2, 18, 22. — §. 6, n.ᵒˢ 18, 50. — §. 7, n.ᵒˢ 19, 14, 24, 58.

6. Les Prognostics, n.ᵒ 4.

7. Les Prédictions, livre 1, n.ᵒ 17. — Livre 2, n.ᵒˢ 19, 22, 23.

8. Les Prognostics de *Cos*, communément *les Coaques*, sect. 2, 3.

9. Les Epidémies, livre 2, sect. 5, 6. — Livre 4, sect, 4, 26. — Livre 5, sect. 8, 14, 21, 22, 24, 35. — Livre 6, sect. 7. — Livre 7. sect. 18, 19, 20, 38.

10. Le Livre des Chairs, n.ᵒ 23.

11. Le Livre sur l'Usage des liquides, n.ᵒˢ 4, 11.

DOCTRINE DES ANCIENS

SUR

LES PLAIES DE TÊTE,

EXTRAITE DES LIVRES D'HIPPOCRATE.

---

(1) LES os de la tête sont unis par des sutures. Il y en a tantôt quatre: savoir, les deux *temporales*, la *frontale* ou *coronale* et l'*occipitale* ou *lambdoïde*; tantôt trois, qui sont les deux *temporales*, et la *coronale*. La *lambdoïde* manque dans ce cas. En général, les têtes les mieux conformées sont celles qui ont le plus de sutures.

(2) La forme du crâne et la situation des sutures ne sont pas les mêmes chez tous les hommes.

Lorsque la partie la plus saillante et la plus

Sutures,
Ραφαι.

Vices de conformation.

---

(1) Lieux dans l'homme, n.º 10.
(2) Plaies de tête, n.º 2.

arrondie de la tête est placée antérieurement, les sutures représentent la figure d'un T ; car elles sont au nombre de deux : savoir , la *frontale* ou *coronale* , et la *médiane* ou *sagittale* , qui se termine toujours à la nuque.

Si la protubérance occupe la partie postérieure de la tête , les sutures se présentent dans un sens inverse. La plus courte est l'*occipitale* ou *lambdoïde* ; et la plus longue, la *médiane* ou *sagittale* , qui se prolonge constamment jusqu'au bas du front.

Lorsqu'il existe deux protubérances ; l'une à la partie antérieure , l'autre à la partie postérieure de la tête , les sutures représentent la figure d'une ⊨. Les deux plus longues sont la *frontale* ou *coronale* , et l'*occipitale* ou *lambdoïde* ; et la plus courte est la *médiane* ou *sagittale* , qui ne s'étend pas au-delà des deux premières.

Toutes les fois qu'il n'existe aucune protubérance , ni à la partie antérieure , ni à la partie postérieure de la tête , les sutures frontale et occipitale, en se prolongeant obliquement , l'une vers l'occiput, l'autre vers les tempes , se croisent sur le sommet de la tête pour former un X.

(1) Les os du crâne sont composés de deux Structure des
os du crâne.
tables. Ils paraissent très-durs et très-denses, vus du côté des tégumens et du côté de la méninge ou dure-mère ; mais en examinant leur structure intérieure, on ne trouve plus la même dureté, ni la même densité : on observe au contraire une texture qui est d'autant plus délicate et plus lâche, que l'on s'éloigne davantage des surfaces interne et externe des os. Le milieu de leur épaisseur est évidemment mou, celluleux, et semblable à une éponge. Tous les os de la tête, excepté dans un petit nombre d'endroits, présentent ce tissu spongieux rempli de caroncules humides, d'où vous faites sortir du sang, si vous les pressez avec le doigt. On y voit aussi ramper çà et là de petits vaisseaux veineux et artériels, très-délicats et pleins de sang. Voilà pour ce qui concerne la dureté, la densité et la nature spongieuse des os du crâne : voyons maintenant ce qui a du rapport à leur épaisseur et à leur solidité.

(2) De tous les os de la tête, le plus mince La fontanelle
ou bregma.
et le plus faible, est celui que l'on aperçoit

---

(1) Plaies de tête, n.° 3.

(2) *Idem*, n.° 4.

dans la région de la fontanelle. Cet os est recouvert d'une très-petite quantité de parties molles, et on trouve au-dessous la plus grande partie du cerveau : aussi les plaies de tête sont-elles plus considérables et plus dangereuses dans ce lieu que partout ailleurs.

Le temporal. (1) Après la fontanelle, l'os le plus foible, est le temporal, auquel s'articule la mâchoire inférieure, qui se meut de haut en bas. Près l'articulation de la mâchoire se trouve le conduit auditif : on remarque en outre une veine Φλὲψ κοίλη καὶ creuse (une artère) qui monte le long des ἰσχυρή. tempes, et qui est considérable.

L'occipital. L'occipital est plus fort que le coronal, et que tous les autres os du crâne. Il est aussi recouvert de muscles plus épais et plus nombreux, et on ne trouve au-dessous qu'une très-petite portion du cerveau ; c'est pour cette raison qu'il est moins exposé aux fractures et aux contusions.

Lésions du crâne. (2) Les diverses lésions que le crâne peut éprouver sont : 1°. les fractures ; 2.° les con-

---

(1) Plaies de tête , n.° 5.
(2) *Idem* , n.ᵒˢ 6 et 7.

tusions; 3.° les empreintes; 4.° les dépressions; 5.° enfin les contre-coups; et chacune
de ces lésions se subdivise en plusieurs espèces.

(1) Toute fracture du crâne ne pouvant être
produite que par une cause violente, est nécessairement compliquée de contusion; car,
toutes les fois qu'un os est cassé par un projectile, il éprouve, de la part du projectile
même, une contusion plus ou moins forte, à
l'endroit de la fracture. Tel est le premier
mode de lésion; mais il y a plusieurs espèces
de fractures: dans l'une, les bords de la division sont peu écartés; dans une autre, ils
sont tellement rapprochés, qu'on ne peut les
distinguer à la vue, ni immédiatement après
l'accident, ni à l'époque où les douleurs ont
coutume de prendre de l'intensité: il y en a
dont les bords sont très-éloignés l'un de l'autre. Les fractures ont encore plus ou moins
d'étendue en longueur et en profondeur; elles
suivent une direction plus ou moins droite,
plus ou moins courbe: quelques-unes sont
superficielles, d'autres intéressent toute l'épaisseur de l'os.

1.° Fracture, Ρωγμή, fissura.

Τριχισμος, PAUL.

---

(1) Plaies de tête, n.° 7.

2.° Contu-
sion , Φλάσις
ou φλασμα.
Θλασις, GAL.

(1) Il peut y avoir contusion sans enfoncement ni fracture ; c'est le second mode de lésion. Or une contusion est plus ou moins profonde, plus ou moins étendue en longueur et en largeur : elle occupe toute l'épaisseur de l'os, ou elle se borne à la première table. On ne peut la reconnaître sur-le-champ.

3.° Enfoncement,
Εσφλασις,
effractura.
Εγγισωμα,
pertusio,
embarure.
Καμαρωσις,
cameratio,
Voussure.

Il y a dépression lorsqu'un fragment d'os a quitté sa place pour se porter à l'intérieur. Point d'enfoncement sans fracture ; car le fragment est poussé en dedans, après avoir été séparé du corps de l'os qui reste dans son état naturel, de manière que, de toute nécessité, l'enfoncement est compliqué de fractures. Or le fragment déprimé est plus ou moins considérable, ou a pénétré plus ou moins profondément.

4.° Empreinte *ou* marque, Εδρα,
vestigium.

(2) On dit qu'il y a empreinte toutes les fois qu'il est permis de reconnaître sur un os les traces d'un projectile, pourvu néanmoins que d'un autre côté le reste de l'os n'ait rien perdu de son intégrité. Tel est le quatrième

(1) Plaies de têtes, n.° 8.
(2) *Idem*, n.° 9.

mode de lésion. L'empreinte peut aussi être compliquée de fractures ; ce qui ne peut avoir lieu sans une contusion plus ou moins forte , surtout lorsque la fracture et l'empreinte se font voir dans le même endroit.

(1) Les empreintes compliquées de fractures se rencontrent ordinairement à l'endroit des sutures, et, pour le plus souvent, la fracture occupe le lieu même de la suture.

(2) Quelles que soient leurs complications, les empreintes sont plus ou moins longues, plus ou moins droites , courbes ou rondes. Elles présentent encore une infinité d'autres variétés relatives à la différence des armes. Suivant que le projectile a pénétré plus ou moins avant , l'empreinte est plus large ou plus étroite. Elle est très-large toutes les fois qu'il y a ablation ; car l'ablation , quelque grande qu'elle soit en longueur et en largeur , est mise au rang des empreintes, toutes les fois que la portion détachée n'a point été enfoncée, et que le corps de l'os n'a rien perdu de son intégrité. S'il en arrivait autrement , ce ne

Ἐκκοπή, PAUL, *excissio.*
Διακοπή, *discissio.*
Ἀποσκεπαρνισμος, *dedolatio.*

---

(1) Plaies de tête, n.° 16.
(2) *Idem* , n.° 9.

serait plus une empreinte , mais une dépression.

5.º Contre-coup, Ἀπήχημα , re-sonitus con-tra-fissura. Συμφορα , Calamitas , HIPP.

(1) La fracture de l'os arrive ailleurs qu'à l'endroit frappé et mis à découvert. C'est le cinquième mode de lésion.

(2) Il ne faut négliger aucune plaie de tête , car souvent, si vous ne vous empressez pas de traiter avec de certaines précautions les contusions simples de la peau , si vous ne donnez pas issue aux caillots de sang épanché, où si vous négligez toute autre chose, le mal augmente , la partie contuse devient douloureuse , et la fièvre s'élève : il en résulte et du désagrément pour le médecin, et du danger pour le blessé. Or ce que je viens de dire arrive beaucoup plus fréquemment dans la fracture du crâne et les déchiremens des membranes du cerveau. Il y aura donc souvent cause de mort toutes les fois que le médecin ne se sera pas appliqué à observer chacune de ces circonstances.

Diagnostic.

(3) Il faut chercher d'abord où est la bles-

---

(1) Plaies de tête , n.º 10.
(2) *Idem* , n.º 1.
(3) *Idem* , n.º 11.

sûre, pour savoir si le coup a porté dans l'endroit le plus faible de la tête; examiner ensuite l'état des cheveux autour de la plaie; car s'il y a des cheveux coupés, si ces cheveux sont engagés entre les bords de la plaie, on a tout lieu de croire que l'os est à découvert. En pareille circonstance, ne manquez pas d'annoncer qu'il y a lésion du crâne. Ne touchez jamais à un blessé avant d'avoir fait toutes ces remarques et avant de les avoir communiquées aux assistans. Ces précautions prises, cherchez à vous assurer si l'os est véritablement à découvert, et si on peut voir la dénudation qui existe. Toutes les fois que la dénudation de l'os échappe à la vue, il faut avoir recours à la sonde. (1) Cet instrument vous fera connaître les empreintes, les dépressions et les grandes fractures, que l'on peut aussi distinguer à l'œil; mais il ne vous fournira aucune donnée sur les fentes capillaires et les contusions; il n'aide pas même à savoir si l'os a été blessé ou s'il est intact. (2) En effet, on ne peut reconnaître les fentes, comme nous l'avons déjà dit, ni

Signes sensibles à la vue.

Au toucher.

____

(1) Plaies de tête, n.° 12.

(2) *Idem*, n.° 7.

au moment de l'accident, ni à l'époque où les douleurs commencent à prendre de l'intensité. (1) On ne peut également distinguer à la vue ni les espèces ni la grandeur d'une contusion, puisque toute partie contuse ne fait pas voir sur-le-champ le mal qu'elle vient d'éprouver. Il en est de même de certaines fractures qui arrivent loin de l'endroit où le coup a porté. (2) Il est impossible en pareille circonstance, de savoir où est le mal. Bien plus, quelque grandes que soient vos recherches, vous ne pouvez jamais être sûr ni de l'existence ni du siége de la fracture.

(3) Il est difficile d'assurer s'il y a fissure ou empreinte, toutes les fois que l'os étant à découvert, on aperçoit une suture au fond de la plaie : car les sutures qui offrent plus d'inégalités que le reste de l'os, en imposent au point que l'on ne peut juger si c'est une empreinte ou les sutures elles-mêmes qui se présentent à la vue, à moins que l'empreinte ne soit considérable.

---

(1) Plaies de tête, n.º 8.
(2) *Idem*, n.º 10.
(3) *Idem*, n.º 16.

Lorsqu'une empreinte faite sur une suture est accompagnée de fracture, (1) il n'est pas aisé de distinguer la fente d'avec la suture; (2) car la fente, si elle existe, occupe le lieu même de la suture. Les os se cassent facilement en cet endroit, tant à cause de leur faiblesse naturelle que parce que les sutures elles-mêmes se fracturent et s'écartent aisément. Les parties osseuses voisines des sutures sont moins aisées à casser, parce qu'elles sont naturellement plus solides.

(3) La fente sur une suture est une solution de continuité ou écartement de la suture elle-même. Or il n'est pas facile de dire où commence une fente faite à une suture lorsqu'il y a fracture et écartement de la suture à l'occasion d'une empreinte.

Dans le cas d'une contusion, il est encore plus difficile d'assurer s'il existe une fente, et cela parce que les sutures qui ont plus d'aspérités que le restant de l'os, ressemblent à des fentes, et trompent ainsi l'œil et le juge-

____

(1) P[illegible]s [illegible] 16. — Coaques, sect. 3, chap. 2.
(2) Plaies de tête, n.° 16.
(3) *Idem*, n.° 17.

ment du médecin , à moins cependant qu'il n'y ait fracture et solution de continuité considérables.

Lorsqu'une plaie compliquée d'empreinte a lieu sur une suture, il faut promptement s'appliquer à reconnaître quelle espèce de lésion peut encore exister ; car des projectiles de même espèce et de même grandeur , des percussions plus fortes ou plus légères produisent des blessures plus considérables à l'endroit des sutures que partout ailleurs.

(1) Dans le doute où l'on est s'il y a fracture ou non , faites mâcher au blessé une tige d'asphodèle ou un morceau de férule , et recommandez d'observer si les os ne paraissent point faire quelque bruit, car les os fracturés paraissent se froisser.

(2) C'est une faute en chirurgie de ne pas reconnaître une fracture du crâne avec le secours de la sonde.

Questions à faire. (3) Quelles que soient les espèces de lésions que vous ayez pu découvrir , si elles sont ré-

---

(1) Coaques, sect. 3.
(2) Maladies, liv. 1 , n.º 5.
(3) Plaies de tête , n.ᵒˢ 16 et 21.

centes, il faut encore questionner le malade pour savoir (1) par quoi et comment il a été blessé (2), si son adversaire était un homme vigoureux, s'ils se sont battus corps à corps, si l'arme dont il a été frappé est du nombre de celles qui peuvent produire de fortes blessures, (3) ou s'il a fait une chute.

(4) Il faut en outre lui demander s'il a été renversé par le coup, (5) s'il est resté sans connaissance, s'il est tombé dans l'assoupissement; (6) s'il a eu des vertiges, (7) des éblouissemens, des nausées, (8) des vomissemens; (9) s'il est sorti du sang par les oreilles; (10) enfin dans quel état il se trouvait au

Accidens primitifs.

----

(1) Plaie de tête, n.ºs 16, 11 et 12.

(2) *Idem*, n.° 21.

(3) Prédictions, liv. 2, n.° 22.

(4) Plaies de tête, n.° 16. — Prédictions, liv. 2, n.° 22.

(5) Plaies de tête, n.ºs 16 et 21. — Prédictions, liv. 2, n.° 22.

(6) Plaies de tête, n.ºs 16 et 21.

(7) *Idem.*

(8) Epidémies, liv. 7, n.° 19.

(9) *Idem*, liv. 5, n. 22.

(10) Plaies de tête, n.° 12.

moment de l'accident. (1) Lorsqu'il s'est rencontré quelqu'un de ces symptômes, il faut user de plus de circonspection, parce que le cerveau est alors compromis. (2) En effet, quand on éprouve une commotion au cerveau, quelle qu'en soit la cause, il faut nécessairement perdre l'usage de la voix; (3) et si la commotion du cerveau produite par un coup ou par une chute est accompagnée de douleur, le blessé devient nécessairement, et tout à coup, sourd, muet et aveugle.

<table><tr><td>Accidens
consécutifs.</td><td>(4) Toutes les fois que la plaie n'est pas récente, il faut avoir égard à d'autres signes pour régler sa conduite. Ces signes sont : la fièvre, (5) le délire, (6 la phrénésie, l'apoplexie, (7) la paralysie , (8) les convulsions;</td></tr></table>

---

(1) Prédictions, liv. 2, n.º 22.
(2) Aphorisme 58, liv. 7.
(3) Coaques, sect. 3, chap. 2. — Des maladies, liv. 1, n.º 3.
(4 Prédictions, liv. 2, n.º 22.
(5) Aphorisme 24, liv. 7.
(6) Épidémies, liv. 7, n.º 19.
(7) *Idem.*
(8) *Idem.*

en général tous les symptômes décrits aux pages 26 et 27.

(1) Les fractures pénétrantes du crâne produisent le délire.

(2) Lorsque l'os étant à découvert, vous ne pouvez reconnaître d'aucune manière s'il est blessé ou non, vous devez avoir recours au raisonnement, et multiplier les questions, pour savoir par quoi et comment la plaie a été faite. Comme il y a des fractures et des contusions qui ne sont point apparentes, ce n'est que par le récit du blessé que nous pouvons savoir si le crâne a éprouvé quelque lésion.

Signes rationnels tirés.

(3) Dans les grandes plaies de tête produites par des projectiles et des corps contondans de même force ou plus légers, la région de la fontanelle éprouve des contusions plus considérables, des fractures plus grandes, des dépressions plus profondes que toutes les autres parties du crâne, parce que, de tous les os de la tête, la fontanelle est le plus faible,

Du lieu de la plaie.

---

(1) Aphorisme 24, liv. 7.
(2) Plaies de tête, n.° 12.
(3) *Idem*, n.° 4.

et qu'elle n'est recouverte que d'un très-petit nombre de parties molles.

(1) L'occipital est moins sujet aux fractures et aux contusions, lorsqu'il est frappé par des corps de même force.

(2) Les fractures de l'os temporal sont promptement suivies de convulsions (3) dans les membres du côté opposé à la blessure. (4) Elles jettent aussi dans le coma. (5) Mais doit-on attribuer les convulsions à la fracture elle-même, ou à l'état d'ivresse dans lequel s'est trouvé le blessé au moment de l'accident, ou à l'hémorrhagie abondante qui est survenue?

(6) Des armes de même espèce et de même grandeur, des corps contondans plus ou moins

----

(1) Plaies de tête, n.º 5.

(2) *Idem*, n.º 25. — Coaques, sect. 3, chap. 2. — Des maladies, liv. 1, n.º 3. — Prédictions, liv. 1, n.º 17.

(3) Coaques, sect. 3, chap. 2. — Des maladies, liv. n.º 3.

(4) Articles, n.º 16.

(5) Prédictions, liv. 1, n.º 17. — Coaques, liv. 2, sect. 2.

(6) Plaies de tête, n.º 6.

forts, produisent des blessures plus graves à l'endroit des sutures que partout ailleurs.

(1) Les fractures visibles et invisibles, les contusions non apparentes, et les dépressions, ont lieu lorsqu'un adversaire blesse de dessein prémédité, et lorsque, placé sur une hauteur, il lance son projectile ou s'en sert pour frapper à bout portant. De quelque manière que la chose arrive, la plaie sera plus grave en pareil circonstance que si les deux adversaires, étant sur le même terrain, le coup a été porté de près ou de loin. Elle sera encore plus considérable si l'aggresseur est le plus fort.

Lorsque par l'effet d'une chute il y a plaie des tégumens de la tête, on doit craindre une fracture, une contusion ou une dépression de l'os, surtout si le blessé s'est jeté d'un lieu très-élevé sur un plan incliné, dur et obtus. Celui qui tombe de sa hauteur sur un corps plus mou sera moins exposé à ces accidens, ou n'en éprouvera aucun.

(2) Quant aux projectiles qui, venant frap-

---

(1) Plaies de tête, n.º 13.
(2) *Idem*, n.º 14.

per la tête, blessent et les tégumens et le crâne lui-même, ceux-là seuls pourront produire des fentes, des contusions et des dépressions, qui auront été lancés d'un lieu très-élevé, qui sont lourds, (1) durs, obtus, (2) ronds, orbiculaires, planes; (3) enfin tous ceux qui ne sont ni légers, ni aigus, ni mous. (4) Ces armes contondent aussi les parties molles, les écrasent et les déchirent. Les plaies qui en résultent sont profondes, allongées, ou circulaires. (5) Le crâne est particulièrement exposé aux fractures, aux contusions et aux dépressions, toutes les fois que le blessé s'est trouvé dans la direction d'un projectile lancé de loin ou appliqué de près; qu'il lui est tombé quelque chose de pesant sur la tête; qu'il s'est heurté en courant; enfin, de quelque manière que la chose arrive, toutes les fois qu'un projectile vient frapper perpendiculairement la tête.

(6) Les coups portés obliquement occa-

---

(1) Plaies de tête, n.ᵒˢ 14 et 15. — Coaques, liv. 3.

(2) *Idem*, n.° 15. — *Idem*.

(3) *Idem*, n.° 14.

(4) *Idem*, n.° 15.

(5) *Idem*, n.° 14.

(6) *Idem*, n. 15.

sionnent moins de fractures, de contusions et de dépressions, quoiqu'ils mettent l'os à découvert. Il est même quelques-unes de ces blessures où la dénudation de l'os n'a pas lieu.

Les projectiles oblongs menus dans une grande partie de leur longueur, aigus et légers, agissent sur les parties molles et les os, plus en pénétrant dans leur substance qu'en les contondant. Ils produisent plus particulièrement des empreintes ; car l'empreinte et l'ablation sont rangées dans la même classe. Les traits de cette espèce ne produisent pas des contusions, des fentes et des fractures assez considérables pour qu'il y ait en même temps dépression.

(1) Les plaies de tête et celles du front exigent des incisions toutes les fois que l'os a été mis à découvert, et peut avoir été blessé; toutes les fois que la plaie des tégumens n'est ni assez longue ni assez large pour permettre de reconnaître l'existence, l'espèce et la grandeur de la lésion du crâne, l'étendue de la contusion des tégumens, et la nature du trai-

Incisions.

(1) Plaies de tête, n.º 19.

tement que les os et les parties molles peuvent exiger.

Il faut faire de grandes incisions transversales sur les plaies profondes ; mettre suffisamment à découvert celles qui sont sinueuses, lorsqu'il n'est pas facile d'y introduire les médicamens nécessaires. Toute plaie ronde et profonde sera convertie en plaie longitudinale au moyen d'une double incision faite suivant la nature des lieux.

(1) On peut sans crainte appliquer le bistouri sur toutes les parties de la tête, excepté sur les tempes et au-dessus, dans les environs de l'artère. Les incisions sont défendues dans ces endroits, car elles sont aussitôt suivies de convulsions. (2) Si vous incisez sur la tempe droite, les convulsions se manifestent dans les membres du côté gauche ; si vous opérez sur la tempe gauche, les convulsions viennent à droite.

(3) Lorsque l'on agrandit une plaie de tête pour reconnaître si le crâne est blessé ou non, il faut le faire d'une manière suffisante, en

---

(1) Plaies de tête , n.º 20.
(2) *Idem*, n.º 20. — Coaques, liv. 3.
(3) Plaies de tête , n.º 20.

prolongeant l'incision vers le haut. On écarte ensuite les parties molles qui tiennent au péricrâne et à l'os ; on remplit leur intervalle de charpie, et le tout est recouvert d'un cataplasme de fine farine d'orge et de vinaigre que l'on a fait bouillir ensemble jusqu'à ce que le mélange soit devenu glutineux. Le cataplasme reste sur la plaie aussi long-temps que la charpie qui est employée pour tenir les bords de la plaie très-écartés.

(1) Le lendemain, levez l'appareil, et voyez de quelle manière l'os a été blessé. Si vous ne pouvez découvrir ni l'existence ni la nature d'aucune espèce de lésion, quoique le projectile paraisse avoir pénétré jusqu'à l'os et l'avoir endommagé, vous ruginerez en longueur et en profondeur, suivant la nature des lieux. Vous porterez aussi la rugine en travers pour reconnaître les fentes invisibles et les contusions qui ne sont point apparentes, toutes les fois qu'il n'existe aucune dépression. La rugine fait ordinairement apercevoir les lésions imperceptibles de l'os.

(2) S'il se présente une empreinte, ruginez

---

(1) Plaies de tête, n.° 21.
(2) *Idem.*

l'empreinte elle-même et ses environs, dans la crainte qu'elle ne soit compliquée de fracture et de contusion, ou de contusion seulement, et que ces complications ne restent cachées et inconnues. Après avoir ruginé l'os, la nature de la blessure vous paraît-elle exiger l'opération du trépan, faites cette opération sur-le-champ.

Lorsque, malgré les apparences et l'usage de la rugine, vous n'avez pu découvrir ni fentes ni contusion, étendez sur l'os un médicament noir liquide; couvrez ensuite la plaie d'un linge trempé dans de l'huile, par-dessus lequel vous appliquerez un cataplasme de fine farine d'orge.

Μελαν φάρμακον, ou γραφικòν.

(1) Le lendemain, levez l'appareil, nettoyez la plaie, et ruginez de nouveau. Si l'os n'est pas intact, s'il y a fracture ou contusion, toute la portion saine de l'os ruginé paraîtra blanche; l'endroit fracturé ou contus présentera au contraire des traces de noir, parce qu'il aura été pénétré par la matière colorante. Continuez alors de ruginer profondément sur la fente qui présente du noir; et si vous parvenez à le faire disparaître entièrement, vous

____

(1) Plaies de tête, n.º 22.

jugerez de la profondeur de la fente par l'épaisseur de l'os que l'instrument aura enlevé. Toute
fente que la rugine peut effacer inspire moins
de crainte et donne moins de peine.

(1) Les lésions du crâne qui exigent l'opération du trépan sont, 1.º (2) les fissures plus ou
moins apparentes, (3) pour empêcher la sanie
de pénétrer jusqu'à la *méninge* ou *dure-mère*;
car, en entrant par une ouverture étroite et
ne pouvant sortir, cette humeur purulente
tourmente le blessé et le fait tomber en phré-
nésie. Il faut donc appliquer une large couronne de trépan pour ouvrir une issue à la
sanie qui s'est amassée, et à celle qui peut encore se former; 2.º (4) les contusions plus ou
moins manifestes; 3.º les empreintes avec fracture sans contusion, ou avec contusion sans
fracture; 4.º (5) la présence de la fièvre avec
menace de carie.

(6) Il faut rarement trépaner dans les dé-

Usage
du trépan.

Μηνιξ.

---

(1) Plaies de tête, n.º 10.
(2) *Idem.* — Lieux dans l'homme, n.º 43.
(3) Lieux dans l'homme, n.º 43.
(4) Plaies de tête, n.º 10.
(5) *Idem*, n.º 29.
(6) *Idem*, n.º 10.

pressions, (1) encore moins souvent dans les enfoncemens profonds, avec écartement un peu considérable des pièces osseuses.

(2) Le trépan n'est pas nécessaire dans l'empreinte non compliquée de fente ou de contusion, ni dans les grandes et larges abla-tions, qui ne sont que des empreintes, (3) ni toutes les fois que les fentes et les contusions peuvent disparaître sous la rugine.

(4) L'opération ne doit pas être faite sur le lieu même des sutures, mais à côté, si elle est jugée nécessaire.

(5) Il faut trépaner de bonne heure, (6) et ne jamais attendre au-delà du troisième jour, surtout pendant les grandes chaleurs, si l'on a été appelé au moment de l'accident. (7) On trépane sur-le-champ, toutes les fois que l'on a été appelé trop tard, que la fièvre est survenue, et que l'on craint la carie.

---

(1) Plaies de tête, n.os 10 et 26.
(2) *Idem*, n.° 10.
(3) *Idem*, n.° 22.
(4) *Idem*, n.° 17.
(5) Epidémies, liv. 6, sect. 7.
(6) Plaies de tête, n.° 21.
(7) *Idem*, n.° 29.

(1) Voici comme il faut se conduire pendant l'application du trépan. Lorsque le blessé
vous a été confié, immédiatement après l'accident, vous ne devez point trépaner jusqu'aux
méninges, pour enlever sur-le-champ la portion d'os cernée, parce qu'il ne serait pas
avantageux de laisser long-temps la *méninge*
ou *dure-mère* à découvert. En effet, cette membrane s'altérerait considérablement : bien plus,
elle passerait à la putréfaction et à la gangrène ; elle courrait encore un autre danger
pendant l'opération, celui d'être blessée par
les dents de la scie. Lors donc que vous avez
pénétré assez avant, qu'il s'en faut peu que
toute l'épaisseur de l'os ne soit sciée, et que
la portion d'os cernée commence à vaciller,
cessez de tourner la scie, soulevez et retirez
l'instrument, et laissez à l'os, qui tient encore
par une petite portion de ses bords, la liberté
de se détacher de lui-même. On ne doit l'enlever qu'à la dernière extrémité, lorsque l'on
craint l'altération et la destruction de la méninge. Il ne peut arriver aucun accident à
cette portion d'os que vous abandonnez ainsi

---

(1) Plaies de tête , n.º 30.

à elle-même, sans en faire l'extraction ; car elle tombe et se détache. Si vous n'avez pas été appelé dès le commencement ; et si vous êtes chargé trop tard d'un traitement qui avait été confié à un autre, vous appliquerez sur-le-champ une petite couronne de trépan que vous pousserez jusqu'à la méninge ; et lorsque vous sentirez l'os vaciller, vous tâcherez par de petites secousses de le faire sortir.

Pendant l'opération, il faut retirer de temps en temps la couronne du trépan pour la tremper dans de l'eau froide, de peur qu'elle n'échauffe l'os, car le fer, qui devient brûlant par le frottement, échauffe, dessèche et enflamme l'os, et par suite détermine sur les bords voisins de la section, une exfoliation plus étendue qu'elle ne doit l'être.

Chaque fois que vous retirez l'instrument, vous devez examiner avec la sonde ou toute autre chose, la trace circulaire de la scie, pour appuyer ensuite davantage sur la partie de l'os la plus épaisse, et pour reconnaître la profondeur où vous êtes parvenu ; car le tré-pan expédie d'autant plus vite, que l'os est plus altéré et plus carié. Pour le plus souvent on voit l'os vaciller dès le commencement de l'opération, surtout si la blessure a été faite dans une partie de la tête où le crâne est moins épais.

(1) Aussitôt après l'opération du trépan, il Pansemens. faut s'occuper de ce qui reste à faire pour le traitement de la plaie, et craindre que des pansemens et des applications peu convenables sur les parties molles ne deviennent nuisibles au crâne; car l'os qui vient d'être trépané, qui a été mis à découvert sans aucune espèce de lésion, ou blessé sans qu'il y paraisse, est plus exposé à la carie qu'il ne devrait l'être, si les parties adjacentes sont mal soignées, attaquées d'inflammation ou comprimées par des bandages. En effet, les os sont susceptibles de s'échauffer et de s'enflammer; la sanie fournie par les parties molles les enflamme et les altère; ils éprouvent des pulsations, et ressentent les effets de l'irritation qui a son siége aux tégumens : c'est ainsi qu'ils se carient.

(2) On ne doit laver une plaie de tête avec aucune espèce de liqueur, pas même avec du vin, à moins que la quantité n'en soit trèspetite.

Il faut aussi bannir de leur traitement les

---

(1) Plaies de tête, n.º 23.
(2) *Idem*, n.º 18.

cataplasmes, la charpie et les appareils trop serrés, qui ne conviennent que dans les plaies faites au front, autour des sourcils et des yeux, ou dans des endroits dépourvus de cheveux. Ces dernières plaies comportent mieux les cataplasmes et les bandages que toutes les autres, parce que le reste de la tête sert de point d'appui pour le front.

Cependant il ne faut pas toujours et dans tous les temps se servir de cataplasmes et de bandages pour les plaies du front. On doit en cesser l'usage aussitôt que l'inflammation est passée et l'enflure dissipée. Dans les autres plaies de la tête, on ne peut employer les cataplasmes, les bandages et la charpie que dans les circonstances où l'on a recours aux incisions.

(1) L'eau froide est nuisible aux os; l'eau chaude leur est favorable (2). L'eau chaude est très-avantageuse dans les fractures des os, surtout à ceux qui sont à découvert, et particulièrement à ceux de la tête. L'eau froide est contraire et mortelle (3), à moins qu'on ne craigne une hémorrhagie.

---

(1) Aphorisme 18, liv. 5.
(2) *Idem*, liv. 22. — Usage des liquides, n.º 11.
(3) Usage des liquides, n.º 11.

(1) Il est à propos de nourrir légèrement, et de ne donner que de l'eau pour boisson dans toutes les plaies, surtout dans celles de la tête, quand elles sont récentes, lorsqu'il y a de l'inflammation, et lorsque l'inflammation, la gangrène ou les convulsions sont à craindre.

(2) Dans une fracture du crâne, faites boire du vin et du lait, mêlés avec partie égale d'eau. S'il y a plaie, ouvrez la veine basilique, à moins que la fièvre ne se soit déjà déclarée.

(3) Il est bon aussi de procurer des évacuations alvines.

(4) Les plaies de tête s'enflamment et se tuméfient par la quantité de sang qui s'y porte. (5) Cette inflammation commence le quatrième jour, et cesse le sept, le quatorze ou le dix-huit. (6) Aussitôt que la plaie s'enflamme et devient douloureuse, il faut mettre en

Régime.

---

(1) Plaies, n.º 1.
(2) Epidémies, liv. 2, sect. 5.
(3) Plaies, n.º 4.
(4) Plaies de tête, n.º 18.
(5) Des chairs, n.º 23.
(6) Prédictions, n.º 23.

usage tous les moyens que j'ai fait connaître comme bons à combattre la fièvre, dans toutes les maladies aiguës. Je puis assurer que les mêmes moyens sont ici également avantageux, et que leurs contraires sont mauvais.

(1) Comme c'est un mal que les chairs qui environnent la plaie soient humides, flasques et lentes à suppurer, il faut tâcher de les amener à une suppuration très-prompte ; c'est le moyen d'empêcher l'inflammation de gagner les parties voisines de la plaie, et de déterger la plaie elle-même ; car tout ce qui a été contus et déchiré doit se flétrir, passer à la suppuration, et tomber en pourriture.

(2) La plaie en se détergeant devient nécessairement plus sèche, et marche promptement vers la guérison ; il ne pousse point de bourgeons charnus, mous et flasques ; on ne les voit point croître et s'élever au-dessus du niveau de la plaie.

(3) Il en est de même de la membrane qui recouvre le cerveau : aussitôt après avoir cerné et enlevé la couronne d'os, il faut employer

---

(1) Plaies de tête, n.º 24.
(7) *Idem.*
(1) *Idem*, n.º 24.

tous les moyens possibles pour déterger et sécher la méninge ; car , si elle restait trop long-temps humide, elle perdrait de sa fermeté , se boursoufflerait et deviendrait fongueuse. Lorsque cela arrive , il est à craindre qu'elle ne tombe en putréfaction.

Dans les plaies de tête , à la suite d'une em- Exfoliation. preinte ou d'une plus grande dénudation de l'os , la portion qui doit s'exfolier ne se détache que lorsqu'elle a été privée de sang. Or le sang n'abandonne l'os que peu à peu et par l'usage des médicamens. L'exfoliation se fera promptement si l'on se hâte de déterger la plaie , et de dessécher ensuite l'os ; ce qui a lieu d'une manière plus ou moins complète. L'os que l'on a ainsi desséché en peu de temps se sépare de celui qui contient encore du sang, et qui est vivant, par la même raison que tout ce qui a été dépouillé de sang et est devenu sec se détache de ce qui est entretenu par le sang et jouit de la vie.

(1) Nous avons déjà dit qu'il ne fallait point trépaner dans les fractures avec dépression , et lorsque les bords de la division sont très-

---

(1) Plaies de tête , n.° 26.

écartés. On ne doit pas non plus chercher à enlever les fragmens avant qu'ils ne se soient détachés d'eux-mêmes ; les tentatives seraient dangereuses. Les fragmens sortent d'eux-mêmes lorsqu'ils sont repoussés par les bourgeons charnus, qui naissent du diploë et de la seconde table, si la première seule a été altérée. Or les bourgeons charnus pulluleront et croîtront promptement, et par suite les fragmens d'os ne tarderont pas à se dégager, si vous vous appliquez à établir une suppuration très-prompte. (1) La plaie doit être traitée par les humectans. (2) Lorsque l'os tout entier est enfoncé, de manière que ses deux lames pressent sur la méninge, les fragmens déprimés sont plutôt chassés au dehors, et la plaie est bientôt guérie, en suivant le même traitement.

Erysipèle au visage.

(3) A la dénudation de l'os, que l'on ait trépané ou non, il survient quelquefois une tumeur rouge (4) et de nature érysipéla-

---

(1) Lieux dans l'homme, n.º 43.
(2) Plaies de tête, n.º 26.
(3) *Idem*, n.º 29.
(4) Lieux dans l'homme, n.º 43.

teuse (1), qui s'étend sur la face, les deux
yeux, ou un œil seulement. Cette tumeur est
douloureuse au toucher, et il s'y joint de la
fièvre avec frissons. Si la plaie des tégumens
paraît en bon état, si l'os et les parties adjacentes se trouvent bien, excepté la tumeur
du visage, s'il n'a été commis aucune erreur
dans le régime, procurez des évacuations alvines en donnant un médicament qui purge la
bile. Le malade est rendu à la santé toutes les
fois que la fièvre cesse, et que la tumeur se
dissipe par l'effet du purgatif. Dans l'adminis-
tration du médicament, il faut avoir égard
aux forces du blessé.

(2) Lorsque vous avez reconnu une frac- Plaies de tête
ture, une fente, une contusion ou toute autre négligées ou
espèce de lésion, et que, par erreur, vous mal soignées.
n'avez fait usage ni de la rugine, ni du trépan,
croyant que ces opérations n'étaient pas nécessaires, il survient une fièvre qui se déclare ordinairement avant-le quatorzième jour, en
hiver, et (3) passé le septième en été, (4) même

____

(1) Plaies de tête, n.° 29.
(2) *Idem*, n.° 28.
(3) *Idem*. — Epidémies, liv. 7, n.° 19.
(4) Epidémies. liv. 7, n.° 19.

plutôt, si le temps est très-chaud, et sur-le-champ lorsque la plaie est très-grande. (1) C'est aussi l'époque où les fentes ont coutume de se manifester. Elles paraissent quelquefois plus tard. (2) La fièvre une fois déclarée, les (3) parties molles se détachent de l'os, (4) la plaie change de couleur et fournit peu de suppuration. Ce qui était enflammé se gangrène, devient glutineux, semblable à de la viande salée, et d'une couleur brune et livide. C'est alors que l'os commence à se corrompre. Il noircit d'abord, sans perdre de son poli; ensuite il prend une couleur pâle et blanchâtre (5), suivie d'une teinte livide. Il en sort un pus sanieux. (6) Des pustules naissent sur la langue, et les blessés meurent dans le délire.

La plupart d'entre eux sont pris de convulsions, de l'un ou de l'autre côté du corps : du côté droit, si la plaie est à gauche ; du côté gauche, si la plaie est à droite; des deux

---

(1) Coaques, sect. 3, chap. 2.
(2) Plaies de-tête, n.º 28.
(3) Coaques, sect. 3, chap. 2.
(4) Plaies de tête, n.º 28.
(5) Coaques, sect. 3, chap. 2.
(6) Plaies de tête, n.º 28.

côtés (1) , lorsque la plaie occupe le milieu de la tête.

(2) Il en est d'autres qui tombent en apoplexie et qui périssent ainsi avant le septième jour, en été ; et avant le quatorzième , en hiver. Ces symptômes annoncent le même danger chez les vieillards comme chez les jeunes gens.

(3) Aussitôt que la fièvre est déclarée, ou que vous voyez survenir quelque autre symptôme, ne balancez plus, ruginez l'os, ou trépanez jusqu'à la méninge : ce qui sera facile. Employez aussi le traitement qui vous paraîtra convenable ; et mettez-y toute l'attention que les circonstances exigent.

(4) Les os des enfans sont plus minces et plus mous, parce qu'ils contiennent une plus grande quantité de sang. Leur substance est celluleuse, sans être dure, ni dense, ni solide. Il arrive de là qu'une blessure même plus légère, et faite par un projectile semblable, ou même moins fort, détermine une carie plus

Plaies de tête des enfans.

(1) Epidémies, liv. 5, n.º 14.
(2) Plaies de tête, n.º 28.
(3) *Idem*, n.º 29.
(4) *Idem*, n.º 27.

considérable et plus prompte chez un enfant délicat que chez un enfant plus robuste ; et si, d'un autre côté, la plaie est mortelle, le plus jeune périt le premier.

Lorsque l'os est à nu, il faut tâcher de découvrir ce qui n'est pas visible à l'œil, et faire en sorte de distinguer s'il y a fracture et contusion, ou l'une ou l'autre ; s'il y a une empreinte, et si cette empreinte est accompagnée d'une fracture ou d'une contusion, ou de fracture et de contusion en même temps. Si vous découvrez une de ces lésions, appliquez sur l'os une petite couronne de trépan, pour faire sortir le sang ; mais usez de précaution, parce que les os sont plus minces dans le jeune âge que dans un âge fait.

Prognostics tirés du lieu de la plaie. (1) Toutes les fois que des projectiles et des corps contondans de même force, ou même moins considérables, produisent de grandes lésions sur les os de la fontanelle, les blessés sont plus exposés à périr, guérissent avec plus de peine, échappent plus difficilement à la mort, que si le coup a porté dans toute autre partie de la tête. Bien plus, en supposant que

____

(1) Plaies de tête, n.° 4.

la blessure soit pareille, que le coup ait été porté de la même manière, pourvu que la plaie soit mortelle, le blessé succombera plus vite s'il a été frappé en cet endroit, que s'il l'a été partout ailleurs ; car le cerveau se ressent très-promptement et très-fortement des désordres qui arrivent entre le sommet de la tête et le front.

(1) Les plaies faites aux tempes sont très-dangereuses.

(2) Les plaies qui intéressent le muscle temporal sont mortelles.

(3) Les maux de tête produits par une fracture de l'occipital, annoncent un grand danger, s'il coule par le nez une grande quantité de sang très-épais.

(4) Dans les lésions mortelles de la tête, le blessé vit plus long-temps, si la plaie a été faite à la partie postérieure de la tête ; car l'os occipital, comme plus épais que les autres, met plus de temps à se carier et à communiquer les effets de son altération au cerveau.

---

(1) Plaies de tête, n.º 5.
(2) *Idem.*
(3) Coaques, sect. 2.
(4) Plaies de tête, n.º 5.

On ne trouve aussi sous cette région qu'une très-petite quantité de la substance cérébrale ; d'où il arrive qu'il en réchappe plus de ceux qui ont été blessés à la partie postérieure de la tête que de ceux qui l'ont été à la partie antérieure.

Des espèces de lésions.

(1) Toutes les plaies de tête sont graves lorsque l'os est à nu dans une grande étendue, et toutes les fois qu'il y a fracture simple ou compliquée de fragmens. Les fentes capillaires (2) et celles qui se prolongent au loin, sont plus dangereuses. Toutes ces circonstances sont encore plus graves, si elles se rencontrent dans le voisinage d'une suture, et particulièrement sur le sommet de la tête.

(3) Les fractures avec écartement considérable de leurs bords, ou avec fragmens, sont moins dangereuses.

(4) Dans les empreintes qui ne sont accompagnées ni de fentes, ni de fractures ou d'enfoncement, le blessé ne court ordinairement

___

(1) Prédictions, n.° 22, liv. 2.

(2) Lieux dans l'homme, n.° 43.

(3) Plaies de tête, n.° 26. — Lieux dans l'homme, n.° 43.

(4) Plaies de tête, n.° 6.

aucun danger; mais il n'en est pas de même, s'il y a fracture ou contusion.

(1) Les dépressions, les fractures et les grandes ablations sont moins dangereuses lorsque la méninge est intacte.

(2) Les commotions douloureuses du cerveau sont ordinairement mortelles.

De la commotion.

Les vomissemens bilieux à la suite d'une blessure sont mauvais, surtout s'ils sont l'effet d'un coup reçu à la tête.

Des vomissemens.

(3) Quelle que soit la cause du mal, un blessé meurt lorsqu'il vomit l'atrabile.

Les plaies sont mortelles toutes les fois que le blessé, se trouvant déjà dans un mauvais état de santé, vomit l'atrabile à la suite du coup.

(4) Lorsque dans les maladies aiguës ou chroniques on rend de la bile noire à la suite d'une blessure, on meurt le lendemain.

(5) Il est avantageux que la plaie s'en-

De l'inflammation.

---

(1) Plaies de tête, n°. 5.
(2) Coaques, sect. 3, chap. 2.
(3) Lieux dans l'homme, n.° 44.
(4) Aphorisme 23, liv. 4.
(5) Prédictions, liv. 2, n.° 23.

flamme lorsqu'il y a douleur; et qu'après une hémorrhagie, l'extrémité des vaisseaux qui ont donné du sang, fournissent du pus.

(1) C'est un mal que les chairs qui environnent la plaie soient humides, flasques et lentes à suppurer.

De la fièvre. (2) C'est une bonne chose dans les plaies de tête que le blessé n'ait point de fièvre, qu'il ne lui soit point survenu d'hémorrhagie ni d'inflammation, et qu'il ne ressente aucune douleur. S'il se manifeste quelqu'un de ces symptômes, il vaut mieux que ce soit dans le commencement, et qu'ils ne durent que peu de temps.

(3) Lorsqu'il y a de la fièvre, il est avantageux qu'elle soit accompagnée des bons symptômes que l'on observe dans les fièvres aiguës : autrement elle est pernicieuse.

La fièvre qui commence le quatre, le sept, ou le onze, est très-dangereuse. Elle se juge ordinairement le onze, lorsqu'elle a commencé le quatre; et le quatorze ou le dix-sept, lors-

---

(1) Plaies de tête, n.o 23.
(2) Prédictions, liv. 2, n.º 22.
(3) *Idem*, n.º 23.

qu'elle a paru le sept : si elle ne se montre que le onze, elle ne sera jugée que le vingt, conformément à ce qui a été dit des fièvres qui viennent sans causes manifestes.

(1) La stupeur ou le délire produit par une plaie de tête est un mauvais signe.

(2) Lorsque dès l'invasion de la fièvre il survient du délire, ou une paralysie de quelque membre, il faut savoir que le blessé doit y succomber, à moins qu'il ne s'y joigne un nombre plus ou moins considérable de bons symptômes, ou que le malade n'ait point perdu ses forces. Examinez bien sa véritable situation, car dans ce dernier cas il y a encore de l'espoir ; mais en supposant que le malade survive, il deviendra de toute nécessité perclus du membre sur lequel se sera fixée la paralysie. (3) La paralysie se montre à droite lorsque la plaie est à gauche, et à gauche lorsque la plaie est à droite.

(4) La fièvre qui vient sans frissons sauve ceux qui, par l'effet d'une blessure, tombent

---

(1) Aphorisme 14, liv. 7.
(2) Prédictions, liv. 2, n.° 22.
(3) Epidémies, liv. 7, n.° 19.
(4) Coaques, sect. 2 , n.° 23.

dans l'impuissance de remuer le corps. Si la fièvre ne vient pas, ils seront paralysés du côté droit ou gauche.

(1) Les convulsions à la suite d'une blessure sont mortelles.

(2) Les frissons dans les plaies de tête sont d'un mauvais caractère. Ils annoncent des suppurations internes.

(3) Porter les mains au-devant du visage est un mauvais signe dans les phrénésies, ou dans les douleurs de tête.

De la saison. (4) Le printemps est la saison la plus favorable pour les plaies de tête.

(5) Dans quelque endroit de la tête que se trouve une plaie, si par sa nature elle est mortelle, les blessés vivent plus long-temps en hiver qu'en été.

(6) Si un traitement bien administré ne guérit pas les grandes plaies de tête le sept,

____

(1) Coaques , sect. 2. — Aph. 2 , liv. 5.
(2) Epidémies ,liv. 4 , n.º 26.
(3) Prognostics , n.º 4.
(4) Plaies , n.º 6.
(5) Plaies de tête , n.º 6.
(6) Des chairs , n.º 23.

le quatorze, ou le dix-huit, les blessés périssent.

(1) Les membranes qui couvrent le cerveau ne restent plus les mêmes lorsqu'elles
ont été blessées.

Des blessures
des
méninges.

(2) Il faut nécessairement qu'il survienne
de la fièvre et un vomissement de bile à ceux
dont le cerveau est endommagé.

Des blessures
du cerveau.

(3) Lorsque le cerveau a été blessé, il faut
nécessairement qu'il survienne de la fièvre,
des vomissemens bilieux , la paralysie d'un
côté du corps, et la mort.

(4) La fièvre, des vomissemens bilieux et
l'apoplexie, surviennent ordinairement dans
les plaies du cerveau. Tous ces symptômes
sont funestes.

(5) C'est être dans un état mortel que
d'avoir une blessure au cerveau.

(6) Les plaies de tête qui inspirent les

---

(1) Lieux dans l'homme, n.º 5.
(2) Aphorisme 50 , liv. 6.
(3) Maladies , n.º 3 , liv. 1.
(4) Coaques , sect. 3 , chap. 2.
(5) Aphorisme 18 , liv. 6.
(6) Prédictions, liv. 2 , n.ᵒˢ 19 et 22.

4

craintes les plus grandes, sont celles qui pé-
nètrent jusqu'au cerveau.

Craindre la mort. (1) Le froid est l'ennemi du cerveau. Le chaud lui est favorable.

(2) Le cerveau et ses dépendances souffrent de l'impression du froid, et se trouvent bien de la chaleur. Le cerveau est pourtant, par sa nature, plus froid et plus dense que l'eau.

Plaies des sourcils. (3) La vue s'obscurcit dans les blessures faites aux sourcils et un peu au-dessus. Plus la plaie est récente, moins la vue est altérée. Plus la plaie tarde à se cicatriser, plus l'obscurcissement de la vue augmente.

------

(1) Aphorisme 18, liv. 5.
(2) Usage des liquides, n.º 4.
(3) Coaques, sect. 3, chap. 2.

OBSERVATIONS

EXTAITES DU TRAITÉ DES ÉPIDÉMIES.

I.re OBSERVATION.

Vers le coucher des Pléïades, le fils de Métrophante fut frappé à la tête d'un coup de brique lancée par un autre enfant. Le douzième jour il survint de la fièvre, le blessé avait eu l'imprudence de déranger l'appareil, de gratter la plaie et de l'exposer à l'impression du froid. Les bords de la plaie se tuméfièrent aussitôt; mais la peau des parties plus éloignées s'affaissa dans plusieurs endroits. On se hâta de faire une incision; il ne sortit point de pus. Il n'y eut point d'inflammation. Cependant la suppuration paraissait vouloir s'établir vers l'angle droit de la mâchoire, où il y avait aussi une plaie. Toute espérance fut bientôt bannie. Un depôt se forma promptement dans l'épaule droite, et l'enfant mourut le vingt-quatrième jour (1).

______

(1) Livre 4, n.° 4.

II.ᵉ OBSERVATION.

A Larisse, l'écuyer de Palamède, âgé de douze ans, reçut un coup de pied de cheval sur le front, au-dessus de l'œil droit. La plaie paraissait avoir pénétré jusqu'à l'os, d'où l'on voyait sortir un peu de sang. On appliqua une large couronne de trépan, qui fut portée jusqu'à la seconde table. Au moyen d'un traitement convenable, la guérison était près de s'opérer, lorsque, le vingtième jour, il survint de la fièvre, des frissons et une tumeur qui se manifesta près de l'oreille. Cette tumeur était douloureuse ; la fièvre avait commencé avec le frisson. Cependant la tumeur et la douleur augmentaient toujours. Les yeux, le front et toute la face se tuméfièrent. Le malade souffrait davantage du côté droit, quoique la tuméfaction eût gagné le côté gauche. La fièvre devint continue , et les symptômes augmentèrent jusqu'au vingt-huitième jour. La tumeur sur laquelle on avait appliqué des cataplasmes fut ouverte avec un bouton de feu, et le blessé rendu à la vie, après avoir été purgé avec des bols. On observera que la plaie n'était point la cause de la maladie survenue pendant le cours du traitement (1).

III.ᵉ OBSERVATION.

En Omile, Autonome est mort le seizième jour d'une plaie de tête qui lui avait été faite par une pierre lancée à la main. C'était au milieu de l'été. Le coup avait porté sur les sutures, au milieu de la fontanelle, et je ne reconnus point qu'il fût nécessaire d'avoir recours au trépan. Trompé par les sutures elles-mêmes qui contenaient les traces de la division, je ne revins de mon erreur que quelque temps après. Il se manifesta d'abord à la clavicule, ensuite au côté, une violente douleur, qui fut suivie de convulsions dans les deux mains; car la plaie occupait le milieu de la tête et du sinciput. Le 15ᵉ, j'appliquai une couronne de trépan, et il ne sortit qu'une très-petite quantité de pus. La méninge ne paraissait point altérée (2).

(1) Livre 5, n.º 8.
(2) *Idem*, n.º 14.

*

IV.ᵉ OBSERVATION.

En Omile, une domestique âgée de douze ans est morte d'une plaie de tête le quatorzième jour de l'accident. C'était au milieu de l'été. Quelqu'un avait poussé une porte sur elle, et il en était résulté une contusion avec fracture. Des sutures se trouvaient comprises dans la plaie. La nécessité d'en venir au trépan fût donc bien reconnue; mais on ne fit pas l'opération comme il le fallait. Toutes les matières laissées dans la plaie devinrent purulentes. Le huitième jour, il survint des frissons, de la fièvre, pendant laquelle la malade ne se sentait pas bien. L'accès de fièvre passé, elle ne se trouvait pas plus mal que les premiers jours. Le neuvième, on fit la rescision de ce qui était resté, et on trouva au-dessous une très-petite quantité de pus mêlé de sang. La méninge était saine, le sommeil continuait d'avoir lieu. La fièvre n'avait point cessé; enfin des convulsions s'étaient emparées de la main gauche, parce que la plaie était située plus à droite qu'à gauche (1).

---

(1) Livre 5, n.° 14.

V.ᵉ OBSERVATION.

La jeune fille qui tomba du haut d'un rocher perdit aussitôt l'usage de la parole. Un instant après , grande agitation de tous les membres. A l'entrée de la nuit, vomissement d'une grande quantité de sang. Hémorrhagie encore plus abondante par l'oreille gauche, qui avait porté dans la chute. Difficulté d'avaler de l'eau miellée ; respiration stertoreuse et profonde , semblable à celle des mourans ; engorgement des vaisseaux du front et du visage ; supination, moiteur des pieds et fièvre légère. Le septième jour , la parole revint , une douce chaleur régnait sur tout le corps ; et la jeune fille fut guérie (1).

On trouve la même observation au n.° 89 du livre 7 , avec une seule différence , qui est relative à la fièvre. Au livre 7, on lit que la fièvre était considérable, quelquefois aiguë , et qu'elle était accompagnée de grands mouvemens de terreur.

––––––––––––––––––

(1) Livre 5 , n.° 22.

VI.° OBSERVATION.

Celui que le Macédonien blessa d'un coup de pierre au-dessus de la tempe droite éprouva des vertiges, et fut renversé par terre. La fente ressemblait à une incision qui aurait été faite avec un bistouri.

Le troisième jour, il y eut perte de la parole, anxiété, fièvre légère, battement peu considérable aux tempes, surdité complète, délire, agitation, chaleur modérée de la peau. Le 4, le mouvement se rétablit. Une légère moiteur couvrait le front, le dessous du nez et le menton. Le 5, le blessé mourut (1).

VII.° OBSERVATION.

La fille de Nérie, âgée de vingt ans, reçoit sur la fontanelle un coup du plat de la main, qui lui est porté en jouant par une jeune femme de ses amies. Elle éprouve aussitôt des vertiges, avec perte de la respiration. A peine est-elle de retour à la maison, qu'il se manifeste une fièvre violente accompagnée de douleur de tête et de rougeur de la face.

---

(1) Livre 5, n.° 24. — Livre 7, n.° 18.

Le sept il sort par l'oreille droite un peu plus d'un verre de pus fétide et rougeâtre. La malade paraît se trouver mieux, elle se sent soulagée; mais la fièvre augmente de nouveau. L'assoupissement se joint à la perte de la parole; les traits du visage se retirent du côté droit; la difficulté de respirer, les convulsions, les tremblemens et la paralysie de la langue surviennent; le regard devient stupide, et la mort a lieu le neuvième jour (1).

VIII.ᵉ OBSERVATION.

L'enfant de Philes avait eu malheureusement l'os frontal ou coronal mis à découvert. La fièvre se déclara le neuvième jour, l'os devint ensuite livide, et le blessé mourut (2).

IX.ᵉ OBSERVATION.

La fièvre s'empara du fils de Phanias et d'Évergètes. La peau se détacha des os devenus livides (3). Il ne parut point de pus (4);

---

(1) Livre 5, n.° 21.
(2) *Idem*, n.° 35. — Livre 7, n.° 19.
(3) *Idem*, n.° 35. — *Idem*, n.° 19.
(4) Livre 5, n.° 35.

le pus faisait en dessous de grands ravages.
Pendant l'application du trépan, il sortit de
l'os même une sanie claire, séreuse, pâle et
fétide qui donna la mort (1).

X.e OBSERVATION.

Le fils d'Isagoras reçut un coup derrière
la tête. L'os, qui avait éprouvé une contusion,
devint noir ; cependant la plaie fut guérie le
cinquième jour, sans exfoliation de l'os (2).

XI.e OBSERVATION.

Celui qui fut blessé à l'œil eut la paupière
percée. La pointe de la flèche avait pénétré
assez avant, mais ses barbes étaient très-sail-
lantes au-dehors ; une incision faite à la paupière donna la facilité d'extraire le projectile ; il n'en résulta aucun inconvénient ; l'œil
fut conservé, et la plaie guérie en peu de
temps ; l'hémorrhagie avait été abondante et
avait duré long-temps (3).

---

(1) Livre 7, n.º 19.
(2) *Idem*, n.º 20.
(3) Livre 5, n.º 21.

XII.e OBSERVATION.

Vers le coucher des Pléïades , l'épouse d'Olympiade, enceinte de huit mois , fit une chute qui fut suivie d'une fièvre aiguë ; la langue devint brûlante, sèche , âpre et pâle ; les yeux avaient perdu leur éclat, et le corps ressemblait à celui d'un mourant. Le cinquième jour , cette femme accoucha d'un enfant mort , dont elle fut facilement délivrée ; elle paraissait plongée dans un sommeil comateux , et insensible à tous les excitans ; le soir , un sternutatoire la tira de son assoupissement ; elle prit une potion et de la tisane crémée ; en avalant la potion elle toussa un peu : la parole ne revint point, et les symptômes continuèrent avec la même intensité ; les yeux étaient tristes et baissés , et les inspirations profondes par le nez ; enfin la malade mourut, et quelque temps avant la mort , la couleur de la peau devint très-mauvaise , et les pieds et les cuisses se couvrirent de sueur (1).

____

(1) Liv.

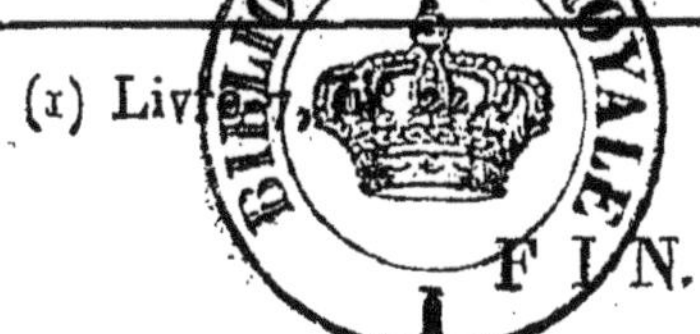

FIN.